AF324458

LA ZÉIDE

NOUVELLE SUBSTANCE ALIMENTAIRE

Extraite du Maïs (zea Maïs)

SES INFLUENCES

SUR LA SANTÉ ET SUR LA MALADIE

Par le Dᵣ V. BAUD

Médecin en chef des épidémies du département de la Seine.

C.

PRIX DE LA BROCHURE : 50 CENTIMES

PARIS

SE TROUVE CHEZ L'ÉDITEUR

Et chez CHOLLET, au Dépôt général des Produits alimentaires

4, RUE DU CYGNE

1865

LA ZÉIDE

NOUVELLE SUBSTANCE ALIMENTAIRE

EXTRAITE DU MAÏS (ZEA MAÏS)

Les nouvelles formules alimentaires dont nous entreprenons d'enrichir l'hygiène, sont issues de longues et consciencieuses études, de patientes recherches, de rigoureuses expériences.

Elles ont pour générateur le maïs (blé de Turquie, *zea*, maïs) dès longtemps illustré par des voix plus accréditées que les nôtres, et pour apport, basé sur les récentes conquêtes de nos sciences organiques, la *Zéide* extraite de ce même maïs.

Notre œuvre individuelle est désormais complète : les déductions en sont nettes et précises, les moyens en sont consciencieux et loyaux, le but en est noble et élevé, les conséquences en peuvent être, en doivent être bienfaisantes.

Elever une pratique alimentaire à la suprême puissance de l'hygiène primitive, prévenir, restreindre, annihiler par l'irrésistible action de sa continuité la luctueuse progression des dégénérescences organiques, fatal appoint de notre insoucieuse organisation sociale : telle est la mission à laquelle nous nous sommes voué, pour laquelle nous invoquons le concours de tous les hommes de cœur ardent et d'intelligence élevée.

A l'œuvre donc, avec nous ou à côté de nous, les adeptes de cette science nouvelle qui fouille la trame vivante des êtres créés pour y trouver la loi de Dieu, celle d'où émane toute vie, toute harmonie physique ou morale.

La dégénérescence des races est née de l'oubli de ces lois ; elle s'est accrue avec leur fausse interprétation ; elle recrute pour la fatale maladie chronique par la perturbation continue et progressive des actes organiques de notre économie, et se rit alors des amères impuissances de l'art médical. A nous le devoir et le soin de guider dans les bienfaisantes habitudes d'une intelligente hygiène, cette société distraite par d'autres soins, oublieuse des saines inspirations de l'antique instinct, qui d'ailleurs, il faut le dire, a vainement attendu jusqu'à ce jour sa rédemption organique d'une science spéciale qui ne faisait encore que bégayer ses naissantes théories.

A la suite de la physiologie classique, qui, posant l'homme en abstraction, et l'absolu d'abstraction en réalisme d'application, rationne cet homme en azote, en oxygène, en carbone comme le physicien sa machine à vapeur ;

A côté de l'incompétence et de l'irresponsabilité de la production usinière des aliments, vouée aux pratiques exclusives de la fabrication économique ;

A distance de l'avide et insoucieux industrialisme, qui amorce de noms plus ou moins sonores ses inertes produits, banalement tirés de la pomme de terre, privée par la féculation de son faible avoir alimentaire.

Il importait, il était urgent d'étudier et de propager un

nouveau code alimentaire, d'instituer de nouvelles formules diététiques, étudiées à la lumière vive et précise de nos modernes doctrines physiologiques.

Tels ont été les motifs, telle est l'importance, tel est le but de cette œuvre : en voici les voies et les moyens.

BASES RATIONNELLES DE L'ALIMENTATION.

Les principes suivants se dégagent avec une certitude de déductions égale à celle des mathématiques, avec une fécondité d'applications bien plus immédiate, des données les plus récentes et les plus lumineuses de notre science.

L'alimentation est le choix des matières alibiles, leur préparation et leur introduction dans notre appareil digestif.

La nutrition est l'opération chimico-vitale par laquelle les aliments ingérés sont transmutés en des combinaisons nouvelles, identiques à celles de nos propres tissus et distribués à tous nos organes selon les besoins incessants, multiples et variés de leur accroissement, de leur entretien et de leur réparation.

L'homme fut doué sans doute originairement, et au même titre de suprême intelligence créatrice, de la même certitude d'instinct que les animaux, qui se trompent rarement dans le choix de leur nourriture, que les plantes, qui ne se trompent jamais ; mais il reçut en même temps le dangereux privilége du libre arbitre, la faculté de substituer à l'autocratie infaillible de ses instincts, l'autocratie plus ou moins compromettante de ses erreurs, de ses préjugés, de ses caprices, de ses passions ; d'où pour lui seul et pour ceux-là seuls des animaux où des végé-

taux dont il s'est fait le pourvoyeur, la nécessité de retrouver dans l'étude attentive des lois de la nature vivante,
la tradition perdue de son guide divin.

L'assimilation des matières alibiles n'est pas, comme
leur choix, dépendante de notre volonté, mais elle lui est
solidairement subordonnée; elle est suffisante ou insuffisante, réparatrice ou perturbatrice, bienfaisante ou nuisible, selon qu'elle est opérée dans des conditions hygiéniques plus ou moins favorables, sur des aliments choisis
et préparés avec plus ou moins d'intelligence, plus ou
moins sagement proportionnés surtout à nos aptitudes
constitutionnelles spéciales, si essentiellement variables
chez un même sujet et plus encore chez des sujets dif-
férents.

Tous les principes constituants de notre organisme
doivent se trouver représentés en substances similaires
dans nos aliments; notre trame vivante est dénuée du
pouvoir de créer de toutes pièces les éléments basiques
de son organisation; mais elle est toute puissante à les ex-
traire et à se les assimiler, c'est-à-dire à les transformer
en la multiplicité si diverse des combinaisons plastiques
de notre sang, de nos nerfs, de nos muscles, de nos os, etc.

Cette faculté, absolue en elle-même, est soumise toutefois à d'importantes variations d'aptitudes, selon les âges,
selon les constitutions, selon les normalités hygiéniques
et les anormalités maladives. D'où la nécessité, plus évi-
dente encore et plus péremptoire, de chercher pour guides
à nos habitudes diététiques les lumineuses déductions de
nos sciences physiologiques.

L'alimentation et la nutrition ont pour corrélatif subor-
donné l'excrétion, c'est-à-dire l'élimination de deux sortes
de matières surabondantes : 1° de celles qui contenues

dans nos aliments, sont inaptes à être assimilées ; 2° de celles qui ayant temporairement fait partie de la trame de nos organes, limités dans leur développement, doivent en être expulsées pour faire place aux matériaux de récente importation alimentaire.

Ici encore, notre spontanéité plus ou moins intelligente, plus ou moins raisonnée, plus ou moins soucieuse, peut s'exercer au mieux ou au plus mal de notre santé. L'intestin, les reins, la peau sont les appareils de cette importante fonction ; la proportionnalité constante et régulière de son activité avec celle des autres actes de l'alimentation est loi fondamentale de l'hygiène.

Nous pouvons donc désormais affirmer de l'aliment complet :

Qu'il doit être agréable, parce qu'à ce prix seul il est bien accueilli par nos organes digestifs ;

Qu'il doit être varié comme l'instabilité de nos appétits et plus encore de nos mouvements organiques ;

Qu'il doit être complexe, pour répondre à la complexité de composition de nos tissus ;

Que les éléments divers qui constituent son unité substantielle doivent être en rapport le plus direct possible avec les conditions actuelles de besoins organiques, de puissance assimilatrice et d'activité excrétoire de notre économie ;

Qu'il doit être judicieusement approprié aux convenances hygiéniques, si diverses et si nettement spécialisées de nos diverses individualités sociales ; qu'il doit, en un mot, cesser d'être le même pour l'athlétique manœuvre et pour le mièvre penseur, pour l'enfant en voie de croissance, pour l'adulte en état d'équilibre et pour le vieillard décrépit ; pour la femme qu'envahit la pléthore de son âge critique et pour celle dont la maternité affame les tissus.

Dans nos études passionnées sur les substances alibiles les plus richement douées de telles propriétés, les plus propres à s'infléchir aux conditions ainsi variées de ce problème de vie et de mort, de santé et de maladie, nous fûmes conduit à arrêter notre choix sur le maïs par un ensemble de motifs dont nous ne pouvons donner ici qu'un résumé succint.

DU MAÏS.

Le maïs ou blé de Turquie sert de base à l'alimentation des hommes dans des proportions bien plus étendues qu'aucun autre produit du sol, sans en excepter le froment.

Les vastes contrées de l'Europe, de l'Asie et surtout de l'Amérique, où il sert de base à l'alimentation populaire, offrent les races humaines les plus saines, les plus vigoureuses, les plus aptes à l'activité en même temps qu'à la sobriété.

Les Parmentier, les Gasparin, les Cadet Devaux, ces bienfaiteurs de l'humanité, plus illustres encore par leur chaleureuse philanthropie que par leur lumineuse intelligence, ont proclamé dans leurs travaux la suprématie hygiénique en même temps que les mérites économiques du maïs.

Dans une de ses journées de dictature patriotique, pure de toute colère, la Convention nationale convia le peuple français à la culture du maïs, comme elle l'avait convié naguère à la défense du sol sacré.

A une époque peu éloignée de nous, les gouvernements directeurs des cantons sud de la Suisse ordonnèrent, dans tous les établissements publics, et spécialement dans les écoles primaires, une enquête comparative sur les mérites alimentaires du maïs, du froment et de la pomme de terre.

L'expérience se poursuivit sur une vaste échelle ; elle fut aussi complète par sa durée que par la sévère exécution du programme prescrit ; elle donna lieu aux conclusions suivantes :

Enfants nourris de maïs : plus sains, plus vifs, plus gais, plus aptes aux études que les autres.

Au second rang, ceux nourris de froment.

Au troisième rang et à grande distance, ceux nourris de pommes de terre.

En 1829, M. D'Haussez, ministre de la marine et des colonies, ancien préfet des Landes, écrivait ce qui suit :

« Le département des Landes est divisé par l'Adour en deux parties très-distinctes, la Chalosse et les Landes. La Chalosse est un pays montueux, coupé par des vallées profondes, mais bien ouvertes et bien cultivées. La population présente le phénomène d'une amélioration physique, dont on peut suivre la gradation en comparant les vieillards aux hommes de vingt ans. Les premiers sont petits, maigres, rachitiques, tandis que les seconds sont d'une taille élevée, de formes très-prononcées et d'un caractère énergique.

» L'intervalle qui sépare les deux âges offre une espèce d'homme qui tend vers un perfectionnement, dont on peut expliquer les progrès par ceux qu'a fait l'introduction du maïs dans la nourriture du peuple.

» Ce n'est que vers le milieu du siècle dernier que la culture de cette plante précieuse a été introduite dans le Béarn.

» La race que cette introduction a trouvée toute formée a gagné en longévité, mais non en développemeuts ; celle à la nourriture de laquelle elle a été employée depuis l'enfance, fournit la preuve de ses avantages, et c'est surtout à la seconde génération que les effets en sont les plus sensibles.

» On peut suivre cette observation sur la rive droite de l'Adour. Le maïs, cultivé sur le littoral du fleuve, a produit des résultats semblables. Dans l'intérieur des Landes, une comparaison fàcheuse s'établit entre les habitants des communes où le maïs n'est pas cultivé et ceux des localités qui s'en nourrissent. . . . .

. . . .

» Dans les premières, la durée moyenne de la vie est de 22 à 23 ans ; dans les dernières, elle s'élève jusqu'à 31 ans.»

Dans sa statistique du département de Montenotte, dont il était alors préfet, M. le comte de Chabrol signale de même l'accroissement de la population des arrondissements de Sevat et d'Acqui depuis que la culture du maïs s'y est développée.

Selon Cadet Devaux, le Cincinnatus de l'Amérique septentrionale, Washington, dont tous les contemporains admiraient la verte vieillesse, se nourrissait de maïs et réservait pour les étrangers qui allaient le visiter le froment qu'il cultivait lui-même sur ses terres !....... J'ai entendu, dit-il ailleurs, M. John de Crèvecœur citer le fait suivant : Dans la guerre des États-Unis, l'Américain disait aux Anglais : « Prenez notre froment et laissez-nous notre maïs. »

Le maïs, dit Parmentier, possède la faculté nutritive au plus haut degré, et les hommes qui en font la base de leur

subsistance sont plus sains, d'une constitution plus vigoureuse, moins exposés à certaines maladies et parviennent
sans infirmité à une extrême vieillesse.

Les habitants des départements qui cultivent le maïs,
dit-il ailleurs, sont d'une taille avantageuse, d'une com-
plexion forte, d'un teint frais, d'un courage mâle.

En face de tels témoignages, pris entre mille autres, il ne
peut rester aucun doute sur la haute valeur alimentaire des
produits du maïs ; mais dans les recherches qui ont pour
but élevé les applications de la science aux intérêts sacrés
de la vie et de la santé, les déductions pratiques doivent
être tirées, non des faits généraux, observés en bloc et vaguement interprétés, mais bien des analyses spéciales de
ces faits, de leurs causes, de leurs effets, de leurs raisons
d'être.

Cherchons donc, à travers cette notion générale de la
bienfaisance du maïs, les caractères spéciaux de son influence sur l'organisme.

Dans son histoire des Incas, Jean de Laët ne tarit pas sur
les propriétés médicamenteuses du maïs. « L'expérience
et le raisonnement firent voir aux Espagnols, dit-il, que le
maïs avait beaucoup de suc, qu'il était fort nourrissant et
qu'il était propre à guérir les maux de reins, les douleurs
de la vessie, la gravelle et les rétentions d'urine. Ils remar-
quèrent sans doute qu'il n'y avait presque pas d'Indiens
qui fussent tourmentés de ces maux auxquels ils sont
sujets eux-mêmes. »

Il assure, avec nombre d'autres auteurs, que les naturels de l'Amérique et les sauvages de ces contrées, qui ne
vivent que de maïs, sont exempts de pléthore sanguine et
d'obstructions ; qu'avant l'importation du blé par les Espagnols, les douleurs néphrétiques leur étaient inconnues.

Recchio, entre autres, assure que depuis les établissements des Espagnols, les habitants de ces contrées, qui ont changé leur manière de vivre, en substituant au maïs d'autres espèces de grains, ont vu régner parmi eux des maladies qu'ils ne connaissaient pas auparavant, particulièrement la pierre.

Les potages et les bouillies composés de farine de maïs passent pour être tellement salutaires, que les médecins du Mexique les ordonnent dans la plupart des maladies. (*Parmentier.*)

Le père Labat raconte que les flibustiers, qui avaient fait un long usage du maïs, lui ont assuré que cet aliment les fortifiait et les rafraîchissait en même temps. Il insiste, lui aussi, sur ce fait d'observation que dans les pays à maïs, les maladies des reins et de la vessie sont extrêmement rares.

Selon Rumfort, les nègres préfèrent de beaucoup le maïs au riz et expriment leur prédilection dans leur langage, avec plus d'énergie que d'élégance, en disant : « Le riz se change en eau dans notre ventre et s'écoule au dehors, mais le maïs y tient ferme et nous donne de la force pour travailler. »

Dans un mémoire sur la meilleure manière de tirer parti des landes de Bordeaux, mémoire qui a remporté en 1776 le prix proposé par l'Académie royale de Bordeaux, Desbiey dit : « Que depuis que la culture du maïs a été introduite en Gascogne, les habitants qui en font leur principale nourriture, ont été délivrés des apoplexies et des affections épileptiques auxquelles ils étaient très-sujets auparavant.

» L'introduction de la culture du maïs fut, dit-il, l'époque d'une heureuse révolution dans le tempérament de nos laboureurs. L'épilepsie était une des maladies les plus communes dans ces contrées, où la caudelée (bouillie faite avec la farine de millet), était la principale nourriture des habitants. Depuis que la farine de maïs a remplacé celle de millet, le nombre des épileptiques à diminué sensiblement, au point même qu'ils y sont très-rares aujourd'hui. »

M. Mérac, pharmacien à Dax, fit aussi remarquer que les paysans du Marancyn, partie des Landes où le maïs n'était pas encore admis, venaient fréquemment chez lui acheter des remèdes contre l'épilepsie, tandis qu'il ne voyait que très-rarement pour cet objet les habitants des contrées voisines où le maïs servait à l'alimentation.

« Les sauvages et les naturels de l'Amérique, dans leurs chasses et leurs longues courses pour aller combattre leurs ennemis, font usage d'une farine particulière tirée du maïs, et après avoir vécu pendant des semaines et même des mois entiers sans autre aliment ; ils se trouvent non-seulement vigoureux et pleins de santé, mais encore les blessures qu'ils ont reçues se guérissent avec une facilité merveilleuse. » (*Dictionnaire de l'Industrie, par une Société de gens de lettres.*)

Dans sa thèse sur le maïs ou blé de Turquie, considéré dans ses rapports avec l'hygiène et la médecine, le docteur Lespés cite de nombreuses observations de gastrites reconnues, d'entérites chroniques, même avec dyssenterie, existant les unes et les autres depuis un temps quelquefois fort long, et qui ne se sont calmées entièrement et n'ont disparu que lorsque les malades ont été soumis à l'usage du maïs.

« Combien de constitutions faibles, d'estomacs fatigués par les excès de la table ou par la maladie, qui, ne pouvant digérer de nourritures solides, se trouveraient soulagés et même guéris par l'usage du maïs pris en gruau et en semoule. L'aliment qui en résulte n'a presque pas besoin d'assaisonnements étrangers; il est doux et léger, il n'a ni l'âcreté de l'orge, ni l'amertume de l'avoine, ni la glutinosité du froment ; il possède même une propriété qui mériterait une attention particulière dans certaines circonstances, celle d'être apéritif. » (*Parmentier.*)

« Le maïs en farine bien séchée pourrait être embarqué en même temps que du biscuit de même provenance ; on le distribuerait sous forme de bouillie aux marins menacés d'une indisposition prochaine qui viserait au scorbut. Des auteurs de réputation assurent même que le maïs est un excellent préservatif contre cette fatale maladie des gens de mer. » (*Même auteur.*)

« A qui pourrait-on persuader que cette nourriture n'est point substantielle, lorsque l'on sait que les habitants des montagnes dans le Milanais, les scieurs de long, qui en font la base de leur subsistance, sont les hommes les plus robustes de l'Italie!.... La bouillie de maïs convient à tous les âges; beaucoup d'estomacs délabrés se sont raccommodés par son usage; on la prescrit aux convalescents et ils ne s'en lassent jamais. Il serait à désirer que jamais on ne préparât d'autre bouillie que celle dont il s'agit.. La bouillie de froment, faite avec le plus grand soin, est l'aliment le plus lourd et le plus indigeste ; il mérite tous les reproches dont nous venons de disculper celle de maïs. » (*Même auteur.*)

En résumé donc, et sans pousser plus loin, ce qui nous serait facile, ces intéressantes citations, il résulte de leur ensemble :

1° Que le maïs constitue un aliment très-fortifiant en même temps que très-léger :

2° Que de son usage habituel naissent des conditions re-
marquables d'amélioration des races, de disparitions successives d'états organiques ou même de maladies chroniques, qui, avant cet usage, sévissaient d'une manière
endémique dans diverses contrées;

3° Que la plethore sanguine et les obstructions sont inconnues dans les pays où le maïs constitue l'aliment
principal;

4° Que dans ces mêmes pays, les maladies des reins et
de la vessie, les douleurs néphrétiques, la gravelle et la
pierre sont inconnues;

5° Que l'introduction du maïs a fait disparaître des affections apoplectiques parmi des populations qui y étaient
très-sujettes antérieurement;

6° Que cet aliment paraît exercer une influence spéciale
sur les prédispositions aux diverses maladies nerveuses et
même à l'épilepsie;

7° Qu'il est doué d'une action très-salutaire, curative
même, dans les affections morbides de l'estomac et du tube
digestif;

8° Qu'il peut être regardé comme le plus sûr préservatif
du scorbut;

9° Qu'il présente, d'une manière à peu près constante,
pour premier effet physiologique observé, l'accroissement
et la régularisation des sécrétions et des excrétions des intestins et des reins;

10° Que nulle substance alibile n'est plus appréciée et
mieux tolérée par les convalescents, par les malades, par
les sujets faibles et débiles de tous les âges; qu'aucune ne
leur est plus salutaire;

11° Qu'il y a eu peut-être plus de philanthropique élan
que de rigoureux contrôle dans les promesses qu'on a tout

récemment faites aux phthisiques au nom de ce salutaire aliment; mais qu'il n'en reste pas moins établi que tel est le régime qui leur offre les chances les plus favorables.

Mais le maïs, lui aussi, est de ce monde où les plus belles choses ont le pire destin; une accusation grave, vaguement formulée dès le siècle dernier contre lui, a été reprise dans ces derniers temps avec plus d'insistance, menaçant de lui faire expier son antique et imposante réputation de bienfaisance.

S'il faut en croire Cazal, qui exerçait à Orviéto, en Italie, vers la fin du siècle dernier, Thouvenel, qui écrivait en 1798, et plus récemment (1845), le docteur Roussel, le maïs serait la cause essentielle de la pellagre, maladie bizarre, observée d'abord dans certaines contrées de l'Italie, et plus tard sur quelques points isolés de notre propre pays.

Cette assertion, singulièrement absolue, non moins absolue que celle qui dans les premières années de l'introduction de la pomme de terre, accusa ce précieux tubercule d'engendrer la peste noire; cette assertion, dis-je, a suscité les dénégations d'un certain nombre d'autres médecins recommandables.

Un même aliment ne saurait être en même temps aussi bienfaisant et aussi nuisible sans quelque raison spéciale; pour la découvrir, nous avons pensé qu'il n'y avait rien de mieux à faire que de chercher dans l'étude approfondie des principes constituants du grain de maïs, les origines substantielles d'une telle divergence d'opinion, fondée sans doute sur une réalité d'observations contradictoires recueillies par les auteurs des deux camps.

Etudions donc le maïs, en lui-même, par les procédés désormais aussi certains que précis de la chimie organique, sans nous souvenir de ses brillants antécédents et en procédant comme ferait tout homme de science moderne, obligé d'apprécier ce grain tombé pour la première fois sur le sol des mains du Créateur.

Pour qu'une substance organique puisse remplir le rôle d'aliment complet, c'est-à-dire d'aliment capable d'accroître, de maintenir et de réparer les divers tissus de notre organisme et d'entretenir le jeu de nos fonctions, il est indispensable qu'elle contienne, groupés en proportions diverses, les éléments suivants :

1° De l'amidon, du sucre, de la gomme, des corps gras ; matières destinées à fournir aux besoins de notre respiration et de notre production de calorique ;

2° Des sels et spécialement des phosphates et des chlorures à base de soude et de chaux, qui se retrouvent toujours en proportions notables dans notre sang et dans nos chairs ;

3° Des substances protéiques, ayant pour bases essentielles le carbonne, l'azote, le soufre et le phosphore, de composition identique avec les éléments plastiques de nos divers organes, dont elles sont destinées à assurer l'accroissement et à réparer les pertes.

Or, l'analyse qualitative du grain de maïs est en quelque sorte textuellement calquée sur ce programme officiel de la physiologie moderne.

Quant aux chiffres proportionnels de ces trois groupes de substances, ils se spécialisent dans ce grain par les traits suivants :

Sous le premier titre (*principes respiratoires*), il nous offre la prédominance du sucre, et surtout celle du corps gras, huile douce, suave, neuf fois plus abondante que celle du froment, bienfaisante dans sa pureté originelle, et qui constitue l'un de ses plus beaux titres hygiéniques.

Sous le second titre (*principes salins*), nous remarquons avec non moins d'estime la prédominance des phosphates, dont les mérites alimentaires, qui ne sont appréciés que de très-fraîche date, ont déjà conquis une haute importance dans les travaux de nos modernes hygiénistes.

Sous le troisième titre (*substances protéiques*), le maïs diffère du froment d'une manière notable, qui nous paraît avoir été mal interprétée, et dont il importe d'élucider la signification.

Le maïs, dit-on, ne contient pas de gluten : cela est vrai dans le sens rigoureux et absolu du mot gluten ; toutes les graines et spécialement les céréales contiennent en proportions variables, mais d'une manière constante, des principes azotés indispensables au développement de leur propre germe et solidairement appropriés à la nutrition de nos organes. Dans le creuset du chimiste, la matière qui nous occupe donne pour dernière analyse, non-seulement de l'azote, mais encore de l'oxygène, du carbone, du soufre, du phosphore associés en proportions variables ; mais pour le naturaliste, elle offre des caractères différentiels d'organisation, de formes, de cohérence qui spécialisent bien plus que ces diversités de chiffres, ses titres alimentaires ; elle est en un mot tantôt fibrine, tantôt caséine, tantôt albumine, soit isolées, soit groupées ensemble, ce qui est le plus ordinaire.

Dans le froment, seul entre tous, elle offre la prédominance de la fibrine combinée avec une substance particulière (*glutine*), qui lui donne la propriété de rester sous forme d'une masse cohérente, grisâtre, élastique entre les doigts qui malaxent la pâte de sa farine sous un filet d'eau. Tel est le gluten différentié des autres formes de la matière plastique azotée, non par une supériorité alimentaire quelconque, mais par un mode spécial d'agrégation, qui le rend apte à se prêter aux convenances techniques de la panification. Grâce en effet à sa tenacité élastique, seul le gluten est propre à produire et à maintenir, en emprisonnant les gaz développés pendant la fermentation, la forme spongieuse, alvéolaire que nous recherchons dans le pain.

Il peut se déduire de là sans conteste que devant le pétrin et le four du boulanger, nul grain ne peut détrôner le froment ; mais le pain est-il donc de nécessité divine, et n'y a-t-il d'aliments bienfaisants, salutaires et réparateurs que ceux auxquels il est possible d'imposer cette forme toute conventionnelle ?

L'œuf est bien plus riche que le grain de froment en principes plastiques, et cela devait être, car il n'est autre que la gangue originelle d'un être destiné à vivre d'une vie bien plus complexe que la plante du froment ; est-il jamais venu à la pensée d'aucun de nous d'y chercher du gluten, et ne l'y trouvant pas, d'en faire un sujet de reproches ?

Le haricot est de même mieux doté que le froment en matières azotées : son intensité alimentaire est en proportion : cherchez-y donc le gluten ? essayez donc de le panifier ?

Tel est, entre nombre d'autres, le maïs ; aussi bien doué en azote que la moyenne de nos blés, il affecte les formes albumineuse et caséique de la matière protéique au lieu de sa forme fibrineuse ; il est plus près de l'œuf et du lait que du froment ; il est mécaniquement moins propre à être converti en pain ; mais il offre des conditions plus favorables de digestion facile, d'assimilation prompte, d'action alimentaire délayante.

Le froment a pour corrélatifs, parmi les aliments d'origine animale, le bifteck ; le maïs a pour corrélatifs le
lait et l'œuf, avec prédominance des principes respiratoires, générateurs directs des forces vives de notre organisme.

En résumé donc, tel qu'il est sorti des mains de Dieu,
le maïs est pur de toute tache originelle ; il fut même richement et exceptionnellement doté pour l'alimentation
de l'homme ; s'il a cessé quelque part d'être aussi bienfaisant que le témoignent de nombreuses générations
d'hommes, que le promet l'étude analytique que nous venons d'en faire, il doit y avoir là quelque ignorance, quelque maladresse ou quelque incurie.

Pour nous en assurer, suivons le maïs du cabinet du
naturaliste au grenier du cultivateur, à l'usine du meu-
nier, à la table du consommateur.

ALTÉRATIONS DU MAIS.

De tous les grains alimentaires, le maïs est le plus altérable avant sa conversion en farine et bien plus encore
après cette conversion.

1° ALTÉRATIONS DU GRAIN.

Les débris permanents des membranes ombilicales, par
lesquelles ce grain adhérait à l'axe de son épi nourricier,
s'imprègnent de poussières plus ou moins fermentescibles,
absorbent l'humidité et transmettent d'autant plus facile-
ment tous ces levains d'altération au germe, que celui-ci

est partiellement à nu au fond de l'espèce d'entonnoir feuilleté que forment ces membranes ; que d'ailleurs, ce germe et son appareil cotylédonaire sont doués d'une active puissance d'absorption, destinée à exercer une heureuse influence lors de son développement vital, mais qui hors de là crée de sérieux dangers de fermentation ; qu'enfin la gangue cotylédonaire qui occupe le centre de l'amande, est d'une composition élémentaire essentiellement mobile et altérable.

Cette lacune ombilicale, par laquelle le jeune plan devra s'élancer à la vie spontanée, constitue ainsi un danger pour lui ; c'est toujours aux abords de cette brèche que vous trouverez l'insecte gourmand ou le cryptogame envahisseur, qui menacent sans cesse ce grain, trop succulent et trop riche en principes alibiles pour n'être pas de tous le plus convoité par les innombrables agents du parasitisme.

Que de différences de qualités alibiles n'entrevoyonsnous pas déjà dans les produits du maïs, selon qu'il a été conservé en épis, ou que ses grains, détachés de cet épi protecteur, sont restés exposés, comme nous venons de le dire, aux nombreuses menaces du dehors ; selon, en outre, qu'ils ont été récoltés plus ou moins mûrs, plus ou moins secs.

Comment n'a-t-on trouvé à reprocher au maïs, avarié dans son grain, que la pellagre, maladie tellement rare, qu'elle ne figure guère encore que dans les collections curieuses de quelques médecins naturalistes ! Bien autrement nombreux, bien autrement notoires sont les méfaits soit sporadiques, soit épidémiques imputés aux froments avariés, sans compter le fatal ergotisme !

De tous les moyens usités pour prévenir ces altérations

du maïs dans les pays où on le cultive, le touraillement au four, pratiqué en Bourgogne, semble au premier coup d'œil, le plus rationnel; mais il offre de sérieux inconvénients. Le grain, rendu ainsi friable par sa torréfaction, ne peut plus donner sous la meule que des farines où tout reste mélé et confondu, y compris les enveloppes inertes et indigestes. D'autre part, l'huile si abondante, si suave, si bienfaisante dont il est pénétré, acquiert comme tous ses congénères, sous l'influence d'une telle élévation de température, des caractères d'âcreté et de rancidité.

2° ALTÉRATIONS DES FARINES.

Entre la bienfaisance et la nocuité l'intervalle se rétrécit, l'inquiétude grandit en proportions rapides quand du maïs en grains on passe au maïs réduit en farines.

Les praticiens du maïs connaissent ces dangers, et les plus sages et les plus prudents d'entre eux s'y soustraient d'une manière simple et ingénieuse en ne le portant au moulin qu'au fur et à mesure de leur consommation. Ce n'est certes pas parmi ceux-là que vous recruterez d'intéressants sujets de pellagre, pourvu toutefois, qu'ils ne compromettent pas cette bonne farine par une sotte et servile assimilation à celle du froment; qu'ils ne la convertissent pas en cette pâte gluante, compacte, humide, vouée à un prompt envahissement de toutes les moisissures en disponibilité de germe, que dans quelques pauvres pays de misère et d'ignorance l'on décore du nom de pain.

Comment en un plomb vil l'or pur s'est-il changé!

Le fait ne saurait donc être nié : à un grain essentiellement altérable succèdent des farines plus altérables encore : Quelle en est la cause?

Les brillants antécédents du sujet, sa haute utilité, nous faisaient un devoir de la découvrir; cette recherche était toute pleine d'un légitime attrait d'intérêt humanitaire; et puis, faut-il le dire? notre orgueil professionnel souffrait de ce nouvel exemple, après tant d'autres, du *oui* d'Hippocrate suscitant le *non* de Gallien, de l'affirmation que le maïs guérit la phthisie succédant à l'affirmation que ce même maïs produit la pellagre : or, de notion certaine basée sur de sérieux travaux, voici le secret du contraste; voici l'arrêt motivé qui innocente le coupable sans incriminer ses accusateurs; voici surtout les moyens de séparer le bon grain de l'ivraie, de dégager de toute souillure, de toute crainte, de tout soupçon l'antique et noble réputation alimentaire du maïs.

Le grain de maïs, qui appartient par les traits principaux de son organisation à la bienfaisante famille des céréales, offre des caractères d'individualisme substantiel qui le font notablement différer de tous les autres membres de la même famille; qui justifient les mérites spéciaux de son influence alimentaire, et qui motivent l'imminence en même temps que le danger de ses altérations.

Neuf fois plus volumineux, toutes proportions gardées, que celui du froment, son appareil embryonnaire a pour base une matière blanche, riche en soufre et en azote, analogue à la matière blanche des graines oléagineuses, imbibées comme elles d'une forte proportion de principes huileux.

Cette matière blanche, où domine la caséine, entre promptement et énergiquement en fermentation aussitôt qu'elle est mise en présence de l'air et de l'humidité, entraînant dans ce mouvement fermentescible la matière grasse, qui dès lors subit une série de transformations de plus en plus compromettantes pour ses propriétés alibiles.

Les causes, les efféts, leurs explications sont ici les mêmes que pour la graine de moutarde, qui, sous les mêmes influences, transforme en l'huile âcre et mordante de sa farine, l'huile parfaitement douce et anodine de son grain; que pour les amandes amères, lesquelles baignées originairement de principes huileux complétement identiques à ceux des amandes douces, les métamorphosent en essence odorante, en acide formique âcre et brûlant, en acide prussique énergiquement vénéneux; que pour la graine du ricin, dont l'huile douce et comestible dans son état natif (les Chinois la mangent après l'avoir dépouillée de tout ferment), devient, par une série de mutations successives, purgative d'abord, toxique même à la longue. (On cite des cas d'empoisonnement par cette huile trop ancienne de conservation, probablement aussi mal expurgée des principes fermentescibles de son amande).

PRÉPARATION RATIONNELLE DU MAÏS.

LA ZÉIDE.

Ainsi nettement édifié sur les causes et sur le mécanisme des altérations du maïs, la pensée qui nous vint la première à l'esprit, comme elle y est venue, du reste, et comme elle a été mise en pratique par d'autres que nous, fut d'éloigner par des moyens spéciaux de mouture et de sassage cette compromettante matière embryonnaire des autres parties farineuses de l'amande ; l'expédient était radical, mais au prix de quels regrettables sacrifices !

Nous jetions ainsi aux résidus la matière huileuse, celle par laquelle se spécialise le maïs, celle de laquelle il tient la meilleure part de ses qualités hygiéniques.

Pour préserver notre protégé des dangers de sa mobile et généreuse nature, nous le rejetions dans l'inerte banalité des aliments féculents.

Nous nous remîmes à l'œuvre ; de nouveaux efforts furent couronnés de succès, nous parvînmes à conserver dans les produits de notre mouture cette huile bienfaisante, et à ne sacrifier que la matière caséique dense, compacte, réfractaire à la digestion, dont nous venons de déterminer les fâcheuses influences sur les produits ordinaires de la mouture du maïs,

Pour être plus certain encore de garder dans toute leur pureté originelle les qualités alimentaires du maïs, nous étions déjà parvenu, en outre, à prévenir les altérations de son grain, avant la mouture, par des procédés de sulfuration analogues à ceux usités dans le traitement des sucres, des bières, etc.

Ces nouveaux produits, soumis à une longue et attentive expérimentation, au double point de vue de leur conservation et de leurs propriétés alibiles, nous prouvèrent que nous avions bien trouvé la solution de cet important problème.

Il fallait un nom nouveau à ce nouveau produit alimentaire, distinct de tous ceux usités jusqu'alors, nous adoptâmes celui de Zéide, dérivé du nom même du maïs (*Zea, maïs*).

Tous peuvent maintenant répondre à cette question : Qu'est-ce que la Zéide?

C'est un nouvel aliment, tiré des meilleures espèces de maïs (on sait combien elles sont nombreuses et variées), doué à un haut degré de toutes les vertus hygiéniques avérées du maïs, radicalement expurgé des altérations habituelles de ce grain et de celles plus graves encore des farines qui en proviennent.

Deux formes conviennent et ont été imposées à cette Zéide : celle de farine pour les préparations au lait et au maigre, et celle de semoule pour les préparations au bouillon et pour toutes celles usitées pour les semoules de froment, de riz, etc.

Ce que nous avons dit de la complexité de sa composition, de la nature et des proportions de ses principes constituants, lui assure le titre d'aliment complet, que nous avons eu la fâcheuse faiblesse de laisser usurper par les spécieux travestissements d'une matière alimentaire essentiellement insuffisante, de la fécule, en un mot; qu'elle provienne de la pomme de terre, du manioc, de l'igname, du riz ou de tout autre végétal, soit exotique, soit indigène; qu'elle se nomme tapioca, sagou, salep, arrow root ou autres.

La fécule est à l'aliment végétal ce qu'est la gélatine à l'aliment animal, ce qu'était de son propre aveu un candidat à l'Académie : un zéro incapable de valeur par lui-même et n'en pouvant emprunter que des unités de mérite à la suite desquelles il désirait se placer. Broussais de brillante mais luctueuse mémoire, achevait par la fécule son œuvre commencée par les sangsues ; médecins, nous avons cessé de traiter nos malades par l'hémorragie ; hygiénistes, nous devons cesser de les épuiser par la famine ; que la fécule aille donc rejoindre les sangsucs !

Douée d'une saveur bien plus douce et bien moins inusitée que les produits ordinaires de la mouture du maïs, conservant toujours d'ailleurs, comme nous l'avons dit, sa fraîcheur d'origine, la Zéide, soit en farine, soit en semoule, a été toujours acceptée comme un aliment des plus agréables par tous ceux qui en ont fait usage.

Mais, pas plus que l'art médical, l'art alimentaire ne saurait offrir de panacée ; les états organiques et fonctionnels si divers introduits dans notre économie par les sexes, par les âges, par les prédispositions originelles, par celles acquises, par les influences maladives, car les malades eux aussi réclament leur menu depuis que nous avons cessé d'écraser sous le pavé de la diète les mouches de leurs maladies : ces états organiques et fonctionnels, dis-je, ont pour corrélatifs des indications alimentaires appropriées.

Sans doute il serait excessif, impossible même d'affecter, à chaque nuance d'individualité constitutionnelle, une nuance alimentaire correspondante ; mais il y a des généralisations naturelles, des groupes uniformes, faciles à reconnaître et à classer, non moins faciles à pourvoir alimentairement au mieux de leurs convenances hygiéniques particulières, convenances qui se retrouvent les mêmes chez tous les individus du même groupe et ne varient que pour ceux du groupe suivant.

Promoteur passionné d'une nouvelle ère hygiénique, rachetée des dangers de son incurie et de son ignorance des choses alimentaires par les mérites de la science moderne, ce nous était un devoir de définir ces groupes et de les pourvoir ; nous l'avons fait comme il va être dit :

1. — ZÉIDE SIMPLE.

Si l'on se souvient que le maïs a été proclamé par les nombreux et imposants auteurs que nous avons cités, comme l'aliment le plus léger et le plus rafraîchissant en même temps que le plus réparateur, comme le plus sûr préservatif des congestions, des apoplexies, des pléthores, de la goutte, des maladies des reins et de la vessie, de la gravelle et de la pierre, on comprendra que la Zéide simple, qui en représente toute la composition et toutes les propriétes, mises à l'abri de toute altération, puisse par l'heureuse spécialité de ses influences alimentaires élever ses services à la hauteur des médications les plus puissantes pour tous les membres du groupe que nous allons décrire.

Hommes ou femmes, vieillards ou enfants, les sujets de ce groupe ont pour caractère commun une plasticité exagérée de leur tissus, de leur sang et de leurs humeurs ; ils consomment par les aliments plus de principes azotés qu'ils n'en assimilent, et ils en assimilent plus qu'ils n'en excrètent.

Ordinairement doués des appétits et le plus souvent des ressources de Lucullus, ils surchargent leur économie d'une exagération d'autant plus fâcheuse de ces principes, qu'ils accomplissent généralement d'une manière plus ou moins incomplète et irrégulière leurs fonctions de désanimalisation excrétoire ; ils ont pour excuse, sinon pour sauvegarde, les affirmations spécieuses d'une science dogmatique qui, faisant de la molécule azote la caractéristique de l'intensité effective des substances alibiles, ne tient aucun compte des diversités d'organisation de leurs principes plastiques ou azotés, des diversités de nos aptitudes digestives et des convenances nutrimentaires corrélatives aux diversités de composition de nos solides et de nos liquides ; le plus souvent doués d'une constitution énergique, ces sujets offrent tous plus ou moins les caractères de la pléthore fibrineuse. Ils étaient nés avec cette prédisposition plus ou moins accentuée ; il eût été facile, il était indiqué de tempérer ce dangereux superazotisme originel par l'institution d'un régime où la forme des principes phosphatiques, huileux, albumineux et caséiques de certaines substances animales et de la plupart des substances végétales aurait été préférée à l'intensité azotique exclusive de leur forme fibrineuse.

Au lieu de cela, subissant tous les dangers de l'abstraction transportée dans les choses de la vie, ils ont été poussés au bifteck et au gluten, de pair avec le manœuvre étiolé et épuisé, de pair avec l'anémique et le chlorotique indigents ; plus tard ils deviennent banquiers, magistrats, fonctionnaires publics ; des préoccupations d'un ordre plus élevé priment et annihilent celles de leur hygiène, ils aliènent au seul profit de leur puissance affective et intellectuelle toutes les forces vives de leur organisme, ils ne respirent, ils ne circulent, ils n'excrètent que quand ils en ont le temps et ils ne l'ont jamais.

Pour peu qu'ils soient gourmets, alors même qu'ils ne le sont pas, ce qui est rare, leur économie sursaturée des principes azotés de leurs aliments, impuissante à les brûler grâce à cette imperfection de leurs actes respiratoires, impuissante à les éliminer, grâce à cette impuissance de leurs fonctions excrétoires, traduit ses désordres par une abondante production d'acide urique.

L'acide urique, fumeron des matières protéiques de nos aliments et de notre organisme incomplétement assimilées et éliminées, est porté par leur sang, qu'il compromet, vers leurs principaux organes, vers leurs articulations, vers leurs reins, contraints d'éliminer ce produit insolite et dangereux par un travail normal d'abord et morbide plus tard.

C'est bien là le chemin le plus court et le plus direct pour arriver aux congestions, à l'apoplexie, à la goutte, à la gravelle : les têtes de colonne de ce groupe passent seules par tous les degrés de cette série organique ascendante ou plutôt descendante; on trouve dans les rangs inférieurs la constipation, l'état hémorroïdaire, les pertur bations fonctionnelles des voies urinaires, les aptitudes aux congestions, aux irritations des principaux viscères, les inappétences et les superacidités de l'appareil digestif, l'inertie, les flatulences et les engouements de l'intestin, la somnolence intempestive et les non moins intempestives insomnies.

Ce superazotisme est difficile à concevoir chez les enfants, à cet âge où les besoins de la croissance nécessitent un apport plus abondant de principes plastiques; il se fait observer cependant chez certains d'entre eux, où il reconnaît pour cause la transmission héréditaire ou des habitudes d'hygiène et de régime entachées des vices et des erreurs que nous venons de dire.

Il est plus commun chez les femmes, chez celles surtout qui, arrivées à l'époque où cesse pour elles la fonction de de désanimalisation spéciale à ce sexe, n'en persistent pas moins dans leurs habitudes citadines de vie sédentaire et d'alimentation succulente ; chez celles, si nombreuses, qui, soumises avec une constitution pléthorique à l'imperfection habituelle ou accidentelle de cette importante fonction, subissent les désordres sanitaires si multiples et si variés, qu'aggravent encore leurs habitudes de vie si peu conformes aux lois de l'hygiène; celles-ci et d'autres encore sont d'autant plus exposées à l'excès organique que nous venons de décrire, qu'en raison même de ces habitudes, elles sont généralement vouées à l'inertie des fonctions excrétoires de la peau, des reins, des intestins.

Le fait saillant de cette série est la paresse des fonctions abdominales, traduite dans le langage usuel par le mot échauffement.

Il serait peut-être difficile, même après de récents travaux, de spécifier chimiquement le fait bien avéré de la nocuité du café au lait : nous avons longtemps cherché la solution de cet important problème, nous, élève spécial de Lisfranc, de l'illustre chirurgien qui incrimina le plus énergiquement les influences du café au lait dans la pathologie des femmes ; elles nous ont paru se rattacher surtout aux habitudes de constipation dont s'accompagne presque toujours cette pratique alimentaire.

Or, aux dangers généraux de cette inertie intestinale s'ajoutent, pour les femmes, des dangers plus spéciaux et plus localisés ; d'où l'indication plus pressante que jamais de rechercher les aliments doux et rafraîchissants.

On entrevoit moins aisément la possibilité de la pléthore azotique chez les femmes nourries ; elle n'est pourtant pas très-rare et se fait surtout observer, avec sa nocuité à double effet, dans les circonstances suivantes : la fraîche et plantureuse villageoise que vous avez choisie pour l'allaitement de votre nouveau-né a fait sa vigoureuse pousse dans les conditions de ce que vous nommez, vous, une mauvaise alimentation, une activité fatigante et l'incurie de toutes les précautions sanitaires. Croyant bien faire, et certes telle est votre intention, car il s'agit de ce cher petit être, vous comblez, vous saturez la nourrice sauvageon de toutes les exhubérances de la bonne chère en même temps que vous lui faites de doux loisirs, de douces obligations de *far-niente* et une rigoureuse abstention de tous les dangers du grand air.

Sous de telles influences, classiquement justifiées du reste, la nourrice arrive infailliblement aux conditions organiques de la prédominance des principes fibrineux et de la non moins fâcheuse pénurie des éléments phosphatiques, albumineux et caséiques qui constituaient la richesse incomprise de son régime antérieur. C'est son lait qui subit le premier les déplorables conséquences de cet irrationnel changement; dans quelque cas il diminue, menace même de se tarir; plus fréquemment il est compromis dans la qualité et dans les proportions de ses éléments trop pauvres en sels phosphatiques, en matières grasses et albumineuses. Trop empreint de l'intensité azotique du caséum, il cesse d'être en rapport harmonieux avec les convenances digestives et nutrimentaires de votre enfant.

La constitution du pauvre petit être s'échauffe, tel est le mot consacré et caractéristique; le désordre se met dans toutes ses fonctions; il ne sourit plus et s'étiole au lieu de s'épanouir.

Il y a là danger actuel et danger aussi pour l'avenir de votre enfant : hâtez-vous de ramener sa nourrice à un régime plus rafraîchissant, plus végétal, moins animalisé, moins fibrineux surtout; faites que ses aliments avivent au lieu de les contracter, les fonctions secrétoires de sa peau, de ses intestins, de ses reins.

Les intenses surexcitations intra-organiques de la maladie aiguë, quel que soit son nom, introduisent aussi dans notre économie vivante les conditions évidentes du superazotisme ; je n'en veux pour témoins que les urines rutilantes d'acide urique des fibricitants ; vous pouvez appliquer à de tels malades le summum de la diète ; mais le jour où la détente fébrile vous permettra d'introduire quelques provisions alimentaires dans la place, menacée encore de nouveaux assauts, et avant que l'appareil digestif du patient ait reconquis l'énergie nécessaire pour élaborer les substances plastiques concentrées, vous serez heureux d'avoir à votre disposition un aliment de digestion facile, d'assimilation placide, de réparation puissante.

Telle est la Zéide. Simple, douce et légère à l'estomac, d'une action fraîche et calme par delà, franchement réparatrice, pour effet ultième elle active et régularise normalement les fonctions secrétoires et excrétoires des intestins et des reins ; ce sont bien là les traits de l'aliment désigné dans le langage usuel par l'épithète rafraîchissant. Or tous les hygiénistes philosophes, tous les lecteurs intelligents qui se sont reconnus dans le groupe que nous venons de décrire apprécieront, avec toute sa fécondité d'influences sanitaires, cette propriété que possède à un haut degré la Zéide simple, de favoriser les fonctions rénales et alvines.

II. — ZÉIDE-GLUTEN.

L'élément plastique manque au lieu de surabonder dans l'organisme des sujets auxquels est destinée cette seconde forme de la Zéide.

Au jugement de tous, ces sujets sont de constitution indigente ; ils sont exsangues ; ils sont chlorotiques ; ils sont décolorés et amaigris ou parfois envahis par une graisse flasque et inerte ; l'apathie, la lenteur caractérisent leurs fonctions digestives et par suite leurs actes musculaires et consécutivement leurs facultés intellectuelles et morales ; ou bien, l'insuffisante pondération de leurs nerfs par l'indigence de leur sang les livre sans défense à toutes les tristesses, à toutes les contraintes, à toutes les souffrances de la surexcitation nerveuse.

Leurs origines sont variées, mais elles ont toutes pour causes ou pour effets concordants, l'indigence de leurs chairs et de leur sang en principes protéiques, azoto-phospho-sulfurés, principes qui abondent, nous l'avons déjà dit, sous leurs formes les plus intenses, dans les viandes adultes et dans les gluten des froments.

Les sujets du groupe que nous décrivons en faisaient généralement partie dès leur naissance, du fait de leur constitution héréditaire ; on les disait dès lors, faibles, délicats, maladifs.

Ou bien ils réparent plus ou moins lentement, plus ou moins difficilement l'interrègne organique d'une maladie aiguë ou chronique plus ou moins grave, plus ou moins prolongée ; ou bien une affection constitutionnelle leur impose en même temps, amère contradiction ! la nécessité et l'impuissance d'une alimentation plus réparatrice ; ou bien ils ont dépensé dans l'insoucieuse anarchie des passions leur patrimoine de santé et de vie ; ou bien, plus sympathique mais non moins grave infraction des lois de l'hygiène, ils se sont étiolés sous les influences abortives des privations, des regrets et des craintes.

Hommes, femmes, enfants ou vieillards, on dit de tous, à première vue, qu'ils ont besoin d'une alimentation fortement réparatrice ; l'hygiéniste exprime la même pensée en disant d'eux, qu'ils ont besoin que les principes plastiques dominent dans leur régime, dans les proportions et sous les formes les plus concentrées possible.

Naguère on ne leur recommandait que les viandes adultes, de haut goût, de préparation simple et de coction incomplète ; et l'on insistait sur cette prescription malgré la satiété et même la répulsion instinctive d'un tel régime un peu prolongé ; malgré l'intolérance gastrique très-fréquente et très-explicable que suscitait la fibrine animale, cette forme la plus intense peut-être, mais à coup sûr la plus réfractaire de l'aliment azoté. Aujourd'hui, mieux inspirés par les récentes et précieuses acquisitions de la chimie organique, nous prescrivons encore à ces sujets le régime azoté, mais de préférence celui que fournissent les végétaux, le froment surtout, dont l'élément fibrineux, le gluten, véritable bifteck en voie de formation, est d'une digestion bien plus facile que la fibrine animale, d'une assimilation bien moins laborieuse, d'un approvisionnement bien moins épaississant pour les liquides de l'économie.

Outre qu'elle est ainsi moins échauffante, moins prompte à susciter les impuissances de la satiété et du dégoût, manifestations souveraines de l'autocratie instinctive de notre organisme, qu'un hygiéniste philosophe devrait toujours tenir pour sacrées, la protéine végétale est bien plus richement dotée que la protéine animale en ces principes phosphophosphatiques dont l'importance vitale est désormais de notoriété acquise.

Mais avant de traduire en pratique ces qualités spéciales si bien justifiées du gluten, cherchons si le parasitisme de l'erreur, de l'incurie, du mercantilisme n'a pas envahi, dès son berceau, cette bonne et saine vérité.

Quand l'intelligent auteur des nouveaux procédés, dits
salubres, d'extraction de l'amidon, nous a enseignés à séparer mécaniquement le gluten de la masse amylacée du
froment, au lieu de le laisser fermenter et pourrir, il a fait
œuvre de sage et progressive industrie en même temps
que d'assainissement bienfaisant de l'usine et de son voisi-
nage; mais l'amidon était son but, le gluten son résidu;
celui-ci cessait d'être nuisible par les émanations infec-
tieuses de sa décomposition putride, il restait même compacte, frais, élastique à la disposition des diverses indus-
tries qui pourraient lui trouver une utilité analogue à celle
des autres matières protéiques : blancs d'œufs, sang, etc.
Mais il gisait là, sous le cylindre malaxeur, sous le tube
irrigateur, tristement déchu de sa noblesse de race alimentaire; il ne gardait plus du sang que l'unité fibrine, du
lait que l'unité caséine, de l'œuf que l'unité albumine; il
avait acquis cet ascétisme de composition qui plait au chimiste; il avait perdu cette complexité d'organisation
qu'exige l'hygiéniste.

Dans le grain, dans ce berceau si généreusement approvisionné du jeune être, ce gluten faisait l'appoint le
plus riche peut-être, mais seulement l'appoint du lait végétal, duquel doivent se former et s'accroître les organes
délicats du jeune embryon; il était là combiné avec la fécule, avec la matière grasse, avec le sucre et la gomme,
avec les chlorures et les phosphates, éléments basiques,
que, par un merveilleux acte de sa vie intra-cotylédonaire,
le germe transformera en une émulsion complétement
analogue à celle qui gonfle les seins de la femme mère. De
cette riche combinaison, criterium de l'alimentation nor-
male écrit par Dieu lui-même, il n'est plus resté sur le
tamis de l'amidonnier que la matière azotée fibrineuse,

celle que, par une paternelle prudence, le Créateur a précisément placée vers les surfaces de l'amande du grain, au plus loin possible du germe, qui n'aura la force de se l'assimiler qu'à la seconde époque de sa vie fœtale, après avoir puisé les éléments générateurs de sa formation vitale dans les substances plus centrales de cette gangue alimentaire et spécialement dans sa matière phosphogénique.

C'est du gluten, ainsi déchu, de l'amidonnier, que de bonne foi et de très-bonne foi, se sont emparés les producteurs de l'alimentation spéciale; pain, pâtes, il n'a pas d'autres origines; il a pu, sans y prétendre, retrouver dans quelques-unes de ces combinaisons alimentaires quelques-uns des avantages de son ancienne complexité, mais les préparations les plus habiles et les plus consciencieuses ne sauraient lui rendre sa virginité déflorée.

Pour nous, bien moins soucieux de l'économie que de la bienfaisance de nos formules, désireux d'introduire dans l'alimentation analeptique les principes protéiques spéciaux du froment tels que les a faits Dieu, tels que nous venons de les décrire; jugeant, en outre, logique de les mettre sous la protection des principes plus digestibles et plus prochainement réparateurs du maïs, pour le mieux des convenances organiques des sujets auxquels est consacré ce chapitre, nous avons procédé comme il suit :

Nous avons choisi certains blés exceptionnellement riches en gluten et, entre tous, les blés durs du Sétif, classés hors ligne, sous ce rapport, dans toutes les expositions agricoles. Par une mouture spécialisée, analogue à celle que nous appliquons au maïs, nous avons obtenu, et nous avons utilisé seules les parties périphériques de ce grain, les plus riches en gluten alimentaire, comme nous venons de le dire; il ne nous restait plus qu'à combiner ces parties

avec la Zéide; c'était procéder en sens inverse de l'amidonnier, qui agit très-rationnellement en n'utilisant que le
centre amylacé du grain et du boulanger qui agit très-irra-
tionnellement en imitant l'amidonnier.

Telle est la Zéide gluten, telles sont ses origines, ses
raisons d'être et ses applications.

ZÉIDE PHOSPHATIQUE

Celle-ci est réservée presque exclusivement aux très-
jeunes enfants pour qui nos sympathies spéciales nous faisaient un devoir d'intensifier la bienfaisance de la Zéide.

De toutes les régions de la science moderne, d'éclatants
témoignages se sont élevés en faveur de la puissance géné-
ratrice naguère méconnue des matières phosphogéniques :
l'agriculteur sait désormais que si les phosphates man-
quent à son sol, tant riche soit-il on principes azotés, il
n'en peut espérer que des plantes maigres et chétives.

Cette indigence phosphatique se traduit en insuffisance
alimentaire dans les étables de l'éleveur et il en salt la
cause.

L'hygiéniste moderne place au premier rang les substances alimentaires richement douées en principes phos-
phorés, et le médecin, le dernier à l'œuvre parce que sans
doute sa mission est la plus délicate, sent enfin la haute
valeur des prescriptions à bases phosphatiques.

Dans un travail couronné par l'Académie des sciences,
M. Mège-Mouriés a prouvé théoriquement et expérimenta-
lement que le chiffre plus élevé de la mortalité des enfants
dans les grands centres de population tient à l'insuffisance
des principes phosphogéniques dans l'aliment et partant
dans le lait de leur nourrice, pénurie qui s'observe non

moins constante et non moins fâcheuse dans la majeure partie du lait commercial livré à notre consommation.

Nous avons nous-même, par des travaux antérieurs, contribué de toutes nos convictions à cette illustration alimentaire des substances phosphogéniques.

Sur ce terrain, la bienfaisance d'action est indiscutable ; la sécurité d'initiative ne l'est pas moins : sans choix, sans hésitation, tout nourrisson, tout jeune enfant, citadin surtout, pourrait être soumis à la phosphatisation de sa première bouillie, de sa première soupe ; ce serait à coup sûr le préservatif le plus rationnel contre les orages de sa première dentition ; et la quiétude s'accroîtrait encore si la nourrice elle-même était soumise à la phosphatisation alimentaire, non moins à son propre bénéfice hygiénique qu'à celui de son nourrisson. Mais si l'urgence de cette pratique généralisée peut être contestée, elle ne saurait l'être dans les occurrences suivantes.

L'enfant est né plus ou moins chétif, avec des dispositions plus ou moins accusées au lymphatisme ; il n'offre ni la fraîcheur, ni la gaieté, ni ce plantureux épanouissement que vous avez droit et que vous êtes si heureux d'espérer. Aux premiers jours, aux premiers mois, vous accusez d'une manière vague le lait de sa nourrice, vous lui en cherchez même une autre ; plus tard, vous incriminez plus ou moins vaguement les fécules et les farines qui composent sa bouillie, et vous substituez, étrange déception, étrange influence des mots, aux fécules qui portent naïvement leur nom, celles qui ont usurpé des titres pompeux de noblesse alimentaire ; plus tard, votre médecin lui prescrit l'huile de foie de morue, le quinquina, les viandes ; plus tard.... mais il ne dépasse pas toujours cet âge des puissantes ressources et des multiples dangers.

Votre médecin, s'il appartient à la nouvelle école naturaliste, et surtout s'il a désappris Aristote au laboratoire de la chimie vitale, ce médecin, que vous auriez dû consulter dès l'origine, car il est compétent et il vous est dévoué, aurait phosphatisé d'abord les aliments de la nourrice pour phosphatiser son lait.

Plus tard, il aurait introduit ces bienfaisants phosphates dans les bouillies et plus tard encore dans les soupes de votre enfant. Il vous aurait sans doute simultanément dissuadé des fécules inertes et des farines incrassantes; plus tard encore, en même temps que l'huile de foie de morue, il aurait conseillé les substances alimentaires les plus riches en principes phosphogéniques, les préparations culinaires les moins destructrives des combinaisons et des propriétés de ces substances. Contraint par prudence de maintenir l'action de ses prescriptions médicamenteuses au-dessous du niveau de ses généreuses impatiences, il aurait même pu, avec toute la sécurité de la formule alimentaire rationnelle, phosphatiser avec toute l'intensité de ses désirs et des vôtres les aliments du jeune malade.

Ces mêmes indications d'opportunité du régime phosphatique peuvent se retrouver à tous les âges, dans toutes les conditions de débilité constitutionnelle quelles qu'en soient les origines, ne fût-ce que chez l'enfant, arrivé peut-être à âge d'homme, qui vient surtout de nous occuper.

C'est spécialement pour lui, pour tous ceux d'ailleurs qui subissent les mêmes indigences organiques, que nous avons créé la Zéide phosphatique, association rationnelle de cette bienfaisance spéciale du phosphate de chaux avec la bienfaisance alimentaire plus générale de la Zéide.

Avant de passer outre, un mot encore sur la Zéide phosphatique, notre œuvre de prédilection.

Quand un principe est vrai, il est fécond et l'esprit a besoin d'en déduire toutes les conséquences, je dirai même le cœur, car il y va de santé et de vie pour de pauvres et bien intéressants malades.

Des médecins, très-compétents et non moins bien intentionnés, ont tout récemment encore promis aux phthisiques leur guérison par l'usage alimentaire habituel des produits du maïs. Une ère nouvelle de confiance et d'espoir s'est faite pour une foule de familles désolées ; le scepticisme lui-même, conseillé cette fois au moins par son cœur, a fait trêve à ses habituelles dénégations !..... et pourquoi pas ! Sur ce terrain ravagé de la consomption pulmonaire, le médecin attentif a résilié ses pouvoirs défaillants à l'hygiéniste, et nul ne pourrait dire qu'il y a moins de puissance réparatrice dans la continuité organique des rénovations moléculaires que dans l'agressive incitation des agents médicamenteux.

Pourquoi pas d'ailleurs ! fouillez avec moi ce grain de maïs, ce merveilleux appareil de la continuité de la vie, ce mystérieux berceau d'un nouvel être, approvisionné comme tous ses jeunes frères mais plus libéralement encore qu'aucun autre en principes vitaux. Dans la part surabondante de matière grasse qui lui fut départie, vous reconnaîtrez avec admiration les éléments générateurs de l'énergie respiratoire exceptionnelle dont aura besoin cette plante, douée d'une puissance de végétation de beaucoup supérieure à celle des autres céréales et qui pourtant devra accomplir en bien moins de temps qu'elles sa complète évolution.

Que cet embryon s'éveille à la vie et divine harmonie !

et de même que dans les seins de la femme qui devient mère, l'amande du grain se fait lait pour le germe naissant, lait suave et léger comme la trame fragile de ses jeunes organes, lait puissamment générateur comme l'exigent les prémices fécondes de sa vie naissante.

Dérober au nourrisson végétal un tel lait au profit des phthisiques, n'est-ce pas réaliser la concordance aussi rare que précieuse de la puissance des effets avec la sécurité des moyens! et quelle ne sera pas pour ces intéressants malades, la légitimité des meilleures espérances, si de telles propriétés sont encore rehaussées par l'action antiphthisique désormais consacrée des substances phosphogéniques.

Que la Zéide phosphatique devienne donc, par la toute puissance d'une alimentation habituelle et continue, le palladium de tous ceux que menace ou qu'a frappés le redoutable fléau des affections pulmonaires.

Il nous serait dès aujourd'hui facile d'ajouter, aux attestations de bons et longs services alimentaires, délivrés au maïs par les recommandables auteurs que nous avons partiellement cités, les titres pratiques plus spéciaux et de non moindre valeur, quoique plus récents, de la Zéide et de ses variétés Les relations que j'ai conservées depuis ma longue inspection des eaux minérales de Contrexéville avec un certain nombre des habitués de cet établissement, asile tutélaire des gouteux, des graveleux, des néphrétiques et autres victimes du superazotisme, m'ont permis de récolter déjà une ample moisson de reconnaissance pour la Zéide (on peut être reconnaissant pour un aliment, on l'est rarement pour un médicament).

Je pourrais dire mèmes choses de ceux qui, plus ou moins souffrants des voies respiratoires, se sont souvenus de ma bien courte sous-inspection des Eaux-Bonnes et de mes travaux sur l'utilisation à leur profit des matières phosphogéniques.

Mêmes choses encore de celles qui n'ont pas oublié qu'élève de Lisfranc, le grand maître en l'art de traiter les maladies des femmes, j'ai moi-même exercé une certaine influence sur les progrès récents de cette intéressante partie de l'art de guérir.

Mais depuis qu'on a dit que rien n'est brutal comme le fait, cette grossière négation de l'intelligence, qui serait intolérable si elle ne s'était qualifiée elle-même de l'épithète de *brutale*; j'ai éprouvé, nombre d'autres ont dû éprouver comme moi une secrète pudeur à invoquer en témoignage d'une vérité de certitude scientifique des confessions de malades soulagés ou guéris. Qui n'a pas amené dans le prétoire de l'opinion publique de tels témoins à l'appui de ses affirmations consciencieuses ou mensongères, inspirées par la notion et par l'amour du bien, ou dictées par l'ignorance, par la vanité, par le mercantilisme !

Un dernier mot encore : ne pourrions-nous être accusé d'avoir, entraîné par l'enthousiasme de nos convictions, exagéré les influences sanitaires de l'alimentation que nous venons d'étudier, d'avoir arrondi le domaine de l'hygiène avec la meilleure part de celui de la médecine, erreur ! L'hygiéniste et le médecin ne sont pas deux compétiteurs, mais un même homme de bien, qui sait que l'aliment est la formule de Dieu, et le médicament la formule de l'homme.

Les plantes sauvages, qui choisissent elles-mêmes leurs aliments dans le sol, sont exemptes de maladies spontanées; des dégénérescences successives, des épidémies meurtrières envahissent progressivement les plantes que nous dirigeons, auxquelles nous distribuons avec plus ou moins d'intelligence, avec plus ou moins de parcimonie leur nourriture.

La restitution des matières phosphatiques au sol épuisé préviendrait plus sûrement les maladies de la pomme de terre, de la vigne, du mûrier et de sa chenille, que ne peuvent les guérir le soufre ou tout autre substance médicamenteuse.

L'art vétérinaire n'a eu sa raison d'être que le jour où, destituant certains animaux de la spontanéité instinctive de leurs appétits, nous sommes devenus leurs maîtres-d'hôtel, plus ou moins inintelligents, plus ou moins parcimonieux, plus ou moins dominés par le caprice ou par le préjugé.

Les somptueuses largesses d'air, de lumière, de propreté qu'une libérale administration a départies en ces derniers temps aux habitants de Paris, viennent, tout récemment encore, de donner pour résultats, certifiés par une constation officielle, le notable exhaussement de la moyenne de la vie; et que serait-ce donc d'une réforme alimentaire opérée dans des conditions aussi radicales et aussi intelligentes? elle exercerait sur la santé de chacun et de tous des influences bien autrement puissantes. Il est parfaitement légitime de croire que la rédemption organique, que le retour aux traditions légendaires de longévité, de puissance de vie, d'exubérante activité des temps antiques sont aux prix de notre retour aux traditions simples et précises d'une alimentation rationnelle.

Mais ici l'administration ne peut intervenir; l'irresponsabilité industrielle agit seule, bien plus prospère quand elle sait subir que quand elle veut vaincre l'ignorance, l'incurie, le caprice, l'entraînement panurgien ; la science officielle trône impassible au-dessus des infimes régions du réalisme pratique ; la médecine agissante n'est guère appelée qu'à liquider en quelques centigrammes de pilules ou de potions les débets organiques d'une plus ou moins longue anarchie sanitaire, le plus souvent élevée à la puissance d'une radicale dégénérescence par la succession héréditaire des mêmes désordres hygiéniques.

La querelle commencée au mont Aventin sous Menenius Agrippa, dure toujours entre les membres et l'estomac ; mais au lieu de prendre pour arbitre l'hygiéniste philosophe, qui réglementerait au mieux des intérêts des membres l'autocratie légitime mais ignorante et passionnée de l'estomac, nous nous en remettons au médecin du soin tardif de réparer les dégâts de cette longue lutte.

Au dire de Brillat-Savarin, le sot mange ; l'homme d'esprit seul sait manger : oui, cet insoucieux épicurien que vous appelez un homme d'esprit, sait épuiser en quelques heures, en quelques jours de prodigalités sensuelles ses légitimes provisions de puissance sanitaire, intellectuelle et morale, celles même de ses descendants ; seuls, l'homme primitif que guide encore la suprême intuition de l'instinct, et l'homme qui a su retrouver par de sages études des lois naturelles, cette lumière originelle profondément ensevelie sous les couches successives d'une fausse science, d'une fausse civilisation ; seuls, dis-je, ces deux hommes sont assez maîtres de leur intelligence pour choisir de leurs appétits pour adopter le mode alimentaire le mieux approprié à leurs convenances organiques : Tel est le légitime esprit, à triple effet de perfectionnement physique, intellectuel et moral.

Et, maintenant, comme il faut que toute vérité de conception se traduise en utilité d'application ; comme à tous ceux qui prennent souci de leur santé, et plus encore de celle de leurs proches, il ne suffira pas de la platonique approbation ou de la platonique critique de ce travail : comme j'ai hâte de terminer ma harangue pour tirer du danger pas mal de braves gens édifiées désormais sur les bienfaisantes influences d'une alimentation sagement instituée ; et dût l'ascétique divinité des sanctuaires académiques, détourner ses regards de la transubstantiation que je tente d'une idée juste en une pratique utile, je promets à tous ceux qui voudront s'appliquer les mérites de cette croisade hygiénique, de garder sous mon attentive surveillance d'initiateur, la délicate production des préparations zéiques que je viens de décrire.

La science d'hier, hybridée par l'alchimie, affolée de l'unité chimique, rêvant dans la matière azotée sa pierre philosophale alimentaire, aboutissait de quintescence en quintescence à la famélique gélatine de Darcet.

De même, la médecine en était venue de quintescence en quintescence gastrique à n'oser la fécule que parce qu'elle ne savait rien de plus inerte, rien de plus brousséen.... Ces blessures ont été faites par la lance d'Achille ; c'est à elle de les guérir !

Joinville-le-Pont (Seine), 25 mars 1865.

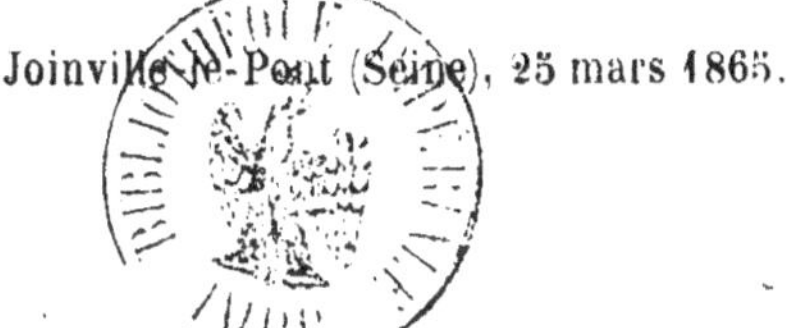

9065. — Paris. Imprimerie Wittersheim, 8, rue Montmorency.